AF221203

Das

Nichtraucher

Handbuch

Schritt für Schritt in den rauchfreien Alltag

1. Auflage

Im Folgenden wird aus Gründen der besseren Lesbarkeit ausschließlich die männliche Form benutzt. Es sind dabei aber ausdrücklich alle Geschlechter gemeint.

Dieses Buch ist erneut meiner Familie gewidmet, die mich
weiterhin tatkräftig unterstützt

Inhalt

Vorwort

Sehr geehrte Leser,

Sie wissen längst, dass das Rauchen schädlich ist, Sie wissen aber nicht, wie Sie die Zigaretten dauerhaft loswerden können? Dann ist dieses praktische Handbuch genau das Richtige für Sie. Sie finden darin konkrete Strategien und Tipps für eine rauchfreien Alltag und lernen, Ihre Raucherroutinen systematisch durch Nichtraucherroutinen zu ersetzen.

Die Strategien in diesem Buch haben auch mich und zahlreiche andere ehemalige Raucher vom Zigarettenrauch befreit. Zu meinem Erfolgsweg gehörte damals eine systematische Vorbereitung auf den Rauchstopp und eine grundlegende Änderung meines Lebensstils. Ich setzte mich vermehrt in Bewegung und fing an, mich nährstoffreich zu ernähren. Heute fühle ich mich als Nichtraucher endlich gut und kann mir unmöglich vorstellen, auch nur eine Zigarette zu rauchen.

Ich bin überzeugt, dass meine Erfahrungen und Erkenntnisse auch Ihnen dabei helfen werden, ein dauerhafter Nichtraucher zu werden.!

Statt dem kalten Entzug lege ich Ihnen in diesem Buch eine 5-tägige Vorbereitungszeit nahe, bei der Sie sich in Ruhe auf den Rauchstopp vorbereiten können.

In der Folge geht es darum, zunächst den körperlichen Entzug zu absolvieren, der meistens nach einer Woche größtenteils erledigt ist. Darauf schließt dann die längerfristige Phase des psychischen Entzugs an. Dabei wird es entscheidend sein, dass Ihre bisherigen Rauchroutinen durch neue Nichtraucherroutinen im Alltag ersetzt sind und damit Ihr Kopf frei wird!

Ziel dieses Buches ist es, dass Sie möglichst bald Folgendes von sich behaupten können: Ich habe keinerlei Verlangen mehr nach einer Zigarette, ich genieße mein Leben als Nichtraucher!

Ich wünsche Ihnen nun viel Erfolg mit diesem Handbuch und hoffe, dass Sie möglichst bald zum glücklichen Kreis der Nichtraucher gehören!

Markus K. Hoffmann

5-tägige Selbstanalyse als Raucher statt kalter Entzug

Sie könnten jetzt von einer Sekunde auf die nächste mit dem Rauchen aufhören, d. h. mit einem sogenannten kalten Entzug. Dies scheint auf den ersten Blick einleuchtend. Es spricht eigentlich nichts dagegen, das Rauchen so schnell wie möglich hinter sich zu bringen.

Diese Brechstangenmethode birgt aber langfristig große Rückfallgefahren, da Sie keine klare Wegbeschreibung vor sich haben und das Ganze einer Fahrt durch eine Nebelbank gleicht. Ihnen fehlen wichtige Vorbereitungen auf den Rauchstopp, die Ihnen sehr helfen werden, um dauerhaft rauchfrei zu bleiben.

Ich habe deshalb ein paar vorbereitende Maßnahmen zusammengestellt, die auch mir sehr geholfen haben. Lassen Sie sich für die Vorbereitung insgesamt 5 Tage Zeit, dann können Sie in Ruhe alles Wichtige erledigen!

Rauchen Sie in dieser Vorbereitungsphase Ihr derzeitiges Pensum an Zigaretten weiter. Sehen Sie diese Zeitspanne aber keinesfalls als letzte

Gnadenfrist, in der Sie noch einmal so richtig rauchen »dürfen«! In dieser Zeit geht es vor allem darum, dass Sie sich selbst und Ihre Rauchgewohnheiten analysieren.

Die Analyse ihrer Rauchgewohnheiten beinhaltet dabei zwei Bereiche Ihres Raucherlebens:

• Die Analyse Ihrer Vergangenheit als Raucher

• Die Analyse Ihres aktuellen Rauchverhaltens mittels Selbstbeobachtung

Je besser Sie sich und Ihre Beweggründe zu rauchen kennen, umso leichter fällte es Ihnen, die Finger von der Zigarette zu lassen.

Die Analyse Ihrer Vergangenheit als Raucher

Schreiben Sie eine kleine Biografie über Ihr Leben als Raucher auf, die die wichtigsten Stationen in Ihrem bisherigen Raucherleben beschreibt. Finden Sie heraus, was Ihre ursprüngliche Motivation war, um mit dem Rauchen anzufangen: Waren Sie von Anfang an ein begeisterter Raucher, oder sind Sie einfach so hineingeschlittert? Welche Hauptfunktion hat die Zigarette in Ihrem Leben erfüllt?

Außerdem müssen Sie notieren, warum Sie heute immer noch rauchen. Auf jeden Fall haben Sie mit dem Rauchen immer schon eine gewisse Faszination verbunden. Finden Sie heraus, was das Rauchen Ihnen in Ihrem Leben geben soll und machen Sie sich klar, dass das Ganze nur eine Illusion ist.

Möglicherweise waren Sie immer schon einem starken Gruppendruck ausgesetzt und sogar als Kind von lauter Rauchern umgeben. Sind Sie vielleicht generell jemand, der sich immer zu allem überreden lässt, obwohl er eigentlich andere Wünsche und Vorstellungen für sein Leben hat? Es ist höchste Zeit ein starkes Selbstbewusstsein als Nichtraucher zu gewinnen und endlich Nein zu sagen!

Haben Sie von Anfang an sehr viel geraucht oder langsam Schritt für Schritt die Dosis Nikotin erhöht? Vielleicht neigen Sie dazu Dinge exzessiv zu betreiben? Dann wird es generell Zeit einen Gang herunterschalten. Vor allem Atem- und Entspannungsübungen sind hier eine große Hilfe, später dazu mehr.

Falls Sie schon einmal versucht haben aufzuhören, aber rückfällig geworden sind, analysieren Sie die Gründe dafür. Sie müssen die Trigger, also die Auslöser, kennen, warum Sie zur Zigarette gegriffen haben! War es eine extreme Stresssituation, die Sie unvorbereitet getroffen hat? Oder war es eine typische Situation, die immer wieder vorgekommen ist? Wurden Sie z.B. wieder einmal Opfer Ihres Chefs, sodass Sie vor lauter Stress zur Zigarette greifen »mussten«? Oder war die Zigarette zum Lieblingswhisky mit Cola einfach zu verlockend?

Überlegen Sie sich genau, warum es zu Ihrem Entschluss für den Rauchstopp gekommen ist. War es der unbedingte Drang mit dem Rauchen aufzuhören, oder haben Sie den Entschluss spontan gefasst, mehr aus einer Laune heraus beim Jahreswechsel? Oder war es nur eine Wette, um zu sehen, wer länger durchhält?

Sie müssen eine starke persönliche Motivation entwickeln, um mit dem Rauchen aufzuhören, d. h. nur wegen dem Wohl eines anderen Menschen aufzuhören, ist langfristig zu wenig.

Die Selbstbeobachtung und Analyse Ihrer aktuellen Rauchgewohnheiten

Je besser Sie sich als Raucher kennen, umso effektiver können Sie beim Umstieg zum Nichtraucher Situationen mit hohem Suchtdruck bestehen, sie werden nicht einfach von der Situation überrumpelt. Starten Sie die Selbstbeobachtung als Raucher noch heute! Beobachten Sie dabei bitte alle Rauchsituationen in den nächsten Tagen der Vorbereitungsphase nach folgenden Kriterien:

Beschreibung der jeweiligen Situation

Wie jeder Raucher greifen Sie in bestimmten Situationen zur Zigarette, der Ort und die Tageszeit sind entscheidend und ob Sie allein sind oder nicht. Die Anzahl der Menschen um Sie herum kann sehr großen Einfluss darauf haben, z. B. ob Sie gestresst sind oder nicht. Das wirkt sich dann direkt auf Ihr Rauchverhalten aus.

Die Funktion der Zigarette

Die grundsätzliche Funktion der Zigarette ist für alle Raucher gleich: Es ist die Befriedigung der Nikotinsucht. Dazu kommen aber noch individuelle Anlagen des Rauchers dazu. Sind Sie vor allem ein Stressraucher? Oder soll die Zigarette verstärkt die langweiligen Momente in Ihrem Leben tilgen?

Der Suchtdruck vor dem Griff zur Zigarette

Stufen Sie den Suchtdruck ein, den Sie in der jeweiligen Situation spüren. Verwenden Sie dazu eine Skala von 1-5, wobei 5 den höchsten Druck darstellt. Bei den meisten Rauchern ist die erste Zigarette am Morgen besonders mit der

Nikotinsucht gekoppelt, da über Nacht der Nikotinpegel bereits wieder stark gefallen ist.

Die Menge an Zigaretten in der jeweiligen Situation

Weiters ist die Menge an Zigaretten, die Sie in einer bestimmten Situation rauchen, sehr wichtig. Es gibt Situationen, in denen Raucher eine ganze Flut an Zigaretten konsumieren. Genügt es Ihnen z. B. bei einem gemütlichen Treffen zum Kaffee, eine Zigarette zu rauchen, oder qualmen Sie dabei gleich eine nach der anderen?

Ich habe früher auch schon eine halbe Schachtel in kürzester Zeit konsumiert, wenn ich in einer gemütlichen Runde mit Freunden gesessen bin.

Die Gemütslage nach einer Zigarette

Wie ändert sich die Stimmung bei Ihnen nach einer Zigarette? Wie lange dauert es nach einer Zigarette bis Sie wieder an eine neue denken? Geben Sie vielleicht die Schachtel nach einer Zigarette praktisch gar nicht mehr aus der Hand? Vermeiden Sie gezielt gewisse Tätigkeiten, um ja die nächste »rechtzeitig« rauchen zu können? Je genauer Sie Ihre Rauchgewohnheiten analysieren, umso gezielter können Sie gegen

Ihre antrainierten Verhaltensweisen vorgehen. Sie wissen dann genau auf welche Situationen Sie besonders achten müssen.

Sie können das Ganze auch in Form einer Tabelle zusammenfassen, die folgendermaßen aussehen kann:

Meine Rauchgewohnheiten

Situation	Die Funktion der Zigarette	Suchtdruck (1-5)	Menge an Zigaretten	Gemütslage nach der Zigarette

Ziel dieser Selbstbeobachtung ist es letztendlich, dass Ihnen bewusst wird, wie sehr Sie die Droge Nikotin manipuliert und Ihr Leben verdirbt. Sie dürfen sich glücklich schätzen, nach diesen 5 Tagen endlich aus der Geiselhaft des Nikotins freizukommen!

Die Planung des ersten rauchfreien Tages

Legen Sie den ersten Nichtrauchertag möglichst so an, dass er auf ein arbeitsfreies Wochenende fällt, bzw. fixieren Sie besondere Termine mit hohem Stresspegel nicht auf diesen Tag. Versuchen Sie generell in den ersten Tagen des Entzugs alle beruflichen und privaten Stresssituationen auf ein Minimum zu reduzieren.

Stress stellt generell die größte Nikotinfalle dar, die Sie für einen erfolgreichen Rauchstopp überwinden müssen. Streichen Sie sich den ersten Nichtrauchertag groß und fett im Kalender an und fixieren Sie diesen Termin zusätzlich als Erinnerung im Handy. Damit setzen Sie sich ein klares Ziel und kommen erst gar nicht in Verlegenheit, den Rauchstopp ewig nach hinten hinauszuzögern.

Stellen Sie einen Zeitplan für den ersten rauchfreien Tag auf. Schreiben Sie alle Aktivitäten des Tages auf und halten sie sich möglichst genau daran. Planen Sie Tätigkeiten ein, die Sie besonders gern machen. Natürlich sind Sie jetzt in der Coronakrise limitiert, z. B. ins Kino gehen wird derzeit schwierig sein. Auf jeden Fall ist viel Bewegung an der frischen Luft hilfreich am ersten Tag. Planen Sie Mahlzeiten ein, die Sie besonders gerne essen, und machen Sie möglichst alles, was Sie mit echtem Genuss und Entspannung verbinden.

Freuen Sie sich auf den ersten Tag ohne Zigaretten, und seien Sie stolz auf sich, den ersten Schritt zum Nichtraucher gemacht zu haben!

Das persönliche Umfeld informieren

Teilen Sie Ihrem Umfeld unbedingt mit, dass Sie Nichtraucher werden wollen, auch Ihren Berufskollegen. Einerseits können Sie sich dadurch Unterstützung für Ihr Vorhaben holen, andererseits geben Sie Ihrem Umfeld dadurch die Möglichkeit, sich darauf einzustellen. Indem Sie ihren Rauchstopp öffentlich machen, entsteht von außen ein positiver Druck, der Ihnen hilft, Ihr Vorhaben dann auch wirklich umzusetzen.

Richten Sie mit Ihren besten Freunden eine Rauchstopp-Hotline ein, auf der Ihre Helfer möglichst immer erreichbar sind, vor allem dann, wenn Sie mit starken Entzugserscheinungen zu kämpfen haben.

Bitten Sie Ihre Freunde in der nächsten Zeit auf Sie Rücksicht zu nehmen und nicht vor Ihnen zu rauchen. Wie im vorigen Kapitel erwähnt, haben rauchende Vorbilder einen sehr starken Einfluss auf andere. Sagen Sie Ihren rauchenden Freunden, dass Sie keinesfalls in Raucherlokale gehen wollen und Partys mit Alkohol und

Zigaretten auf jeden Fall bis auf Weiteres tabu sind.

Kontakte zu anderen Ex-Rauchern können für sie auch sehr hilfreich sein. Sie können sich mit Ihnen über gemeinsame Erfahrungen austauschen und sich gegenseitig stärken. Durch das Gemeinschaftsgefühl werden Sie in Ihrem Weg als Nichtraucher bestärkt. Das ist genau das Gegenmodell zu Ihrem bisherigen Leben als Raucher, in dem Sie durch eine Gruppe zum Rauchen motiviert wurden.

Falsche Vorstellungen über das Rauchen aus dem Kopf bekommen

Schon lange bevor Sie zum ersten Mal zur Zigarette gegriffen haben, hat man Ihnen diverse Mythen rund ums Rauchen ins Hirn getrichtert. Diese wurden sowohl durch jahrzehntelange Tabakwerbung als auch durch Mundpropaganda der Raucher selbst verbreitet. All diese angeblichen Vorteile der Zigarette, stellen sich bei näherer Betrachtung als falsch heraus. Um sich langfristig von den Zigaretten zu befreien, ist es unbedingt notwendig, diesen Unsinn aus Ihrem Kopf zu kriegen. Ich habe Ihnen hier die gängigsten falschen Vorstellungen über das Rauchen aufgeschrieben und entkräftet.

✎ Rauchen macht schlank

Dieser ist sicher der weitverbreitetste Mythos überhaupt, den auch immer wieder die Tabakwerbung verbreitet hat. Dass Rauchen in Wirklichkeit sogar langfristig eher zu Übergewicht führt, zeigt eine Wiener Studie[1] aus dem Jahr 2014, die im British Medical Journal veröffentlicht wurde. In dieser Studie wurden die Gesundheitsdaten von 986 österreichischen Bankangestellten ausgewertet. Dabei stellte sich heraus, dass regelmäßige Raucher im Schnitt 10 Kilogramm mehr auf die Waage bringen und sich durchschnittlich weniger bewegen als Nichtraucher.

Eine zweite, finnische Studie[2], die vom Department of Public Health in Helsinki 2009 durchgeführt wurde, zeigte zudem, dass Frauen, die schon als Teenager geraucht hatten, ab Mitte 20 im Hüftbereich zunahmen. Frauen, die bereits im Teenageralter mehr als zehn Zigaretten pro

Tag geraucht hatten, waren dann als junge Frauen doppelt so stark von Übergewicht bedroht wie Nichtraucherinnen. Bei den männlichen Studienteilnehmern bauten sowohl Raucher als auch Nichtraucher gleichermaßen Übergewicht auf.

👎 Rauchen entspannt

Von Rauchern hört man immer wieder, dass sie sich durch Zigaretten entspannen würden. Aus subjektiver Sicht des Rauchers scheint diese Aussage stimmig zu sein. Immer wenn der Raucher aufgeregt oder angespannt ist, konsumiert er eine Zigarette und fühlt sich hinterher entspannter.

Von außen betrachtet schaut das Ganze aber anders aus. In Wirklichkeit haben Sie als Raucher wegen des Nikotinzwangs prinzipiell einen ständig erhöhten Stresspegel. Dieser Entzugsstress wird durch das Rauchen einer Zigarette nur kurzfristig immer wieder ruhiggestellt. D. h. Sie starten immer vor der Zigarette auf einem höheren Stresslevel als ein Nichtraucher! Durch die Zigarette kommen Sie insgesamt maximal auf das Level, das Sie als Nichtraucher automatisch hätten!

Ganz abgesehen davon wird sich eine stressige Situation sowieso niemals deshalb auflösen, weil Sie sich giftigen Tabakrauch in die Lungen ziehen!

    🖐   Rauchen fördert die Konzentration bei der Arbeit

Dieser Mythos hält sich nach wie vor hartnäckig. Aus der Perspektive des Rauchers scheint diese Behauptung auf den ersten Blick wiederum zu stimmen. Immer wenn der Raucher unruhig und nervös wird, und die Gedanken abgleiten, zündet er sich eine Zigarette an und plötzlich wird er fokussiert auf seine Arbeit.

Aber wie beim Zusammenhang zwischen dem Rauchen und der Entspannung sieht es auch mit der Konzentration auf den zweiten Blick ganz anders aus. Durch den ständigen Suchtdruck des Nikotins werden Ihre Gedanken immer wieder auf den Nikotinnachschub gelenkt. Außerdem wird durch das Kohlenmonoxid das Gehirn mit weniger Sauerstoff versorgt und die Durchblutung ist bedingt durch das Nikotin schlechter. Insgesamt leidet also durch das Rauchen die Konzentration.

☞ Wenig rauchen schadet nicht

Es gibt beim Rauchen keine unbedenkliche Menge an Zigaretten! Jede einzelne Zigarette enthält über 250 giftige Substanzen, wobei im Tabakrauch über 70 nachweislich krebserregende Stoffe zu finden sind!

2018 wurde eine Studie[3] zu den Auswirkungen des Rauchens in Bezug auf Herzinfarkte und Schlaganfälle durchgeführt, die im British Medical Journal publiziert wurde. Sie zeigt, dass Raucher schon ab einer Zigarette pro Tag ein ca. 50 % höheres Risiko für Herzerkrankungen sowie ein rund 30 % höheres Risiko für Schlaganfälle im Vergleich zu einem Nichtraucher haben.

Auch wenn Sie bisher täglich geraucht haben, wird Ihr Gesundheitsrisiko nach dem Rauchstopp geringer werden als das eines Gelegenheitsrauchers, der wenig raucht.

Generell ist das Bild des sogenannten Gelegenheitsrauchers ein sehr gefährliches. Manche Raucher halten sich dabei für Nichtraucher, die nur das eine oder andere Mal »zum Spaß« zur Zigarette greifen. Auch bei mir war das eine Zeit lang so, bis ich dann zunehmend zum konstanten Raucher geworden bin.

- Light-Zigaretten schaden generell weniger

Dieser Mythos ist nach wie vor sehr verbreitet. Wie aber eine Studie[4] der Ohio State University aus dem Jahr 2017 zeigt, haben Light-Zigaretten, also Zigaretten mit weniger Teer und Nikotin, keinen gesundheitlichen Vorteil. Sie bringen sogar ein höheres Lungenkrebsrisiko mit sich. Das hängt mit den zusätzlichen Löchern im Zigarettenfilter zusammen, die den Rauch weniger herb machen, wodurch der Raucher automatisch tiefer inhaliert.

- Ein Rauchstopp in der Schwangerschaft schadet dem ungeborenen Kind

Diese Behauptung ist völlig absurd, denn Tabakrauch schadet dem werdenden Kind in vielerlei Hinsicht und kann nicht früh genug abgesetzt werden. Dabei hat das Nikotin allein für sich genommen schon eine sehr toxische Wirkung auf das zukünftige Kind. Seit 1957 gibt es mittlerweile tausende Studien über das Rauchen in der Schwangerschaft. Ein Rauchstopp hat verschiedenste positive Auswirkungen auf die Gesundheit und Entwicklung des Kindes. U. a. sinkt die Wahrscheinlichkeit für Früh- und

Totgeburten sowie plötzlichen Kindstod erheblich. Außerdem verringert sich bei einem Rauchstopp die Gefahr, dass das Kind geistig und körperlich unterentwickelt ist und dass die Lungenfunktion beeinträchtigt ist. Die Durchblutung und damit die Sauerstoff- und Nährstoffversorgung des Embryos wird zudem durch das Nichtrauchen der Mutter signifikant verbessert.

🖐 Mit Vitaminpräparaten kann ich mich als Raucher vor Krankheiten schützen

Zunächst scheint die Idee sich als Raucher mit zusätzlichen Vitaminpräparaten zu versorgen nicht abwegig, da die Giftstoffe der Zigarette die Reserve an Mikronährstoffen im Körper verringern. Studien zeigen aber eine sehr kontraproduktive Wirkung in Bezug auf Vitamine.

Eine französische Studie[5] aus dem Jahr 2005 stellte dabei fest, dass die zusätzliche Einnahme von Beta-Carotin-haltigen Präparaten, die im Körper zu Vitamin A umgewandelt werden, bei Rauchern Lungenkrebs fördert. Durch die Einnahme mittlerer Mengen an Beta Carotin-haltigen Präparaten erhöhte sich dabei das

Krebsrisiko um 43 %, während sich bei hohen Mengen das Krebsrisiko sogar verdoppelte.

Auch in Bezug auf Vitamin E zeigte eine amerikanische Studie[6] aus dem Jahre 2008, dass zusätzlich aufgenommene Vitamin-E Präparate Lungenkrebs fördern.

🖐 Ich rauche eh schon so lange, da bringt es nichts mehr, aufzuhören!

Das ist völlig falsch, denn der Körper startet nach der letzten Zigarette sofort den Reinigungsprozess.

Schon nach 20 Minuten hat ein Rauchstopp zur Folge, dass sich der Blutdruck normalisiert. Generell werden Ihre Organe besser durchblutet und mit Nährstoffen versorgt. Insgesamt wird Ihre Infektanfälligkeit umgehend verringert und Ihr Immunsystem wird stärker.

Nach ca. 8 Stunden sinkt der Kohlenmonoxidspiegel signifikant und die Sauerstoffversorgung steigt stark an. Schon nach 24 Stunden nach dem Rauchstopp beginnt das Herzinfarktrisiko schrittweise zu sinken, innerhalb eines Jahres haben sie nur noch zur Hälfte das Risiko einer koronaren Herzkrankheit.

Außerdem nehmen Husten und Auswurf innerhalb der nächsten Monate Schritt für Schritt ab, nachdem diese durch die Selbstreinigung der Lungen möglicherweise kurzfristig verstärkt waren. Ihre Arterien gewinnen in den nächsten Monaten zunehmend an Elastizität. Insgesamt können Sie innerhalb eines Jahres Ihre Gesundheit signifikant verbessern.

Halten Sie sich immer Folgendes vor Augen:

Als Nichtraucher verzichten Sie nicht auf ein schönes Leben mit Zigaretten, sondern als Raucher verzichten Sie auf ein freies und glückliches Leben ohne Zigaretten!

Der angebliche Genuss beim Rauchen ist in Wirklichkeit nichts anderes als die Befriedigung der Nikotinsucht, die Sie systematisch dazu bringt, sich selbst zu vergiften. Die Zigarette ist nichts anderes als ein radioaktiver, chemischer Giftstab!

Das Nikotin kann Ihnen dabei vorgaukeln, was es will, das Rauchen wird Ihnen langfristig nur schaden, als Nichtraucher hingegen haben Sie zahlreiche Vorteile, wie sie gleich sehen werden!

Die allerletzte Zigarette rauchen

Am 5. Tag Ihrer Vorbereitungsphase ist es dann soweit: Zum allerletzten Mal in Ihrem Leben werden Sie diese Giftstange namens Zigarette konsumieren und danach endlich frei sein.

Rauchen Sie Ihre allerletzte Zigarette möglichst am Abend vor dem Schlafengehen, damit Sie am nächsten Morgen schon zu einem guten Teil nikotinfrei sind. Schaffen Sie eine ruhige Umgebung zu Hause und konzentrieren Sie sich auf diesen entscheidenden Moment.

Machen Sie sich jetzt vollständig bewusst, was das Rauchen mit Ihrem Körper und Ihrer Psyche macht, schmecken und riechen Sie den Tabakrauch ganz bewusst die nächsten Minuten:

Zünden Sie sich den Glimmstängel an und ziehen Sie daran. Achten sie darauf, wie der giftige Rauch über Ihren Mund, Ihren Rachen bis tief hinunter in die Lungen einströmt, sich ausbreitet und Ihnen die Atemwege reizt. Denken Sie daran, wie giftig dieser Rauch ist und was er Ihnen jedes Mal antut, wenn Sie ihn einatmen.

Spüren Sie den Rauch auf Ihrer Zunge und schmecken Sie ihn. Schmatzen Sie ein paar Mal richtig und nehmen Sie diesen ekelhaften Geschmack von giftiger und stinkender Asche war! Sie werden schnell merken, wie absurd die Behauptung ist, dass das Rauchen gut schmeckt!

Achten Sie auf die qualmende Zigarette und denken Sie daran, wie giftig der Tabakrauch ist, den Sie gerade einatmen. Denken Sie wieder an die ganzen radioaktiven und chemischen Stoffe, die sich in diesem Moment in der Luft verteilen. Denken Sie daran, dass das Nikotin gerade Ihre Blutgefäße verengt und Ihre Adern mit dem ganzen Gift voll sind. Mit jedem Zug an einer Zigarette verbreiten Sie dieses Gift im ganzen Körper, praktisch jede Zelle Ihres Körpers wird dadurch geschädigt!

Das Nikotin indessen dockt gerade an den Nikotinrezeptoren in Ihrem Kopf an und versucht Sie von Ihrer Selbstvergiftung abzulenken. Wieder spielt es sein manipulatives Spiel mit Dopamin und Endorphinen und gaukelt Ihnen Spaß und Glück vor. Ignorieren Sie diese Illusion und denken Sie jetzt an die ganzen Vorteile, die Sie nach dieser allerletzten Zigarette genießen werden!

Ziehen Sie nun den letzten giftigen Rest in den Körper hinein, bis nur mehr der Filter übrig ist und machen Sie sich ein für alle Mal bewusst, wie widerwärtig das Rauchen ist. Und dann drücken Sie zum letzten Mal dieses abscheuliche Zeug aus!

Gratulation! Sie haben endlich den Schlussstrich gezogen! Machen Sie das Fenster weit auf und atmen Sie tief durch. Sie haben Ihre 5-tägige Vorbereitungsphase abgeschlossen und Ihr neues Leben als Nichtraucher hat begonnen! Tragen Sie jetzt gleich das Ende Ihres Raucherlebens mit einem Smiley in den Kalender ein. In 24 Stunden können Sie dann den nächsten Smiley einzeichnen!

Am besten stellen Sie sich jetzt noch ausgiebig unter die Dusche und waschen sich die Asche von Ihrem Körper herunter. Entspannen Sie sich und freuen Sie sich auf Ihren ersten rauchfreien Tag! Jetzt können Sie gleich noch Ihr Zuhause rauchfrei machen.

Endgültig eine rauchfreie Umgebung herstellen

Machen Sie in Ihrem neuen Nichtraucherleben gleich Folgendes:

Sammeln Sie zu Hause alle Zigarettenbestände ein, auch eventuelle Restbestände im Auto, und schmeißen Sie diese in den nächsten Mistkübel vor dem Haus. Auch alle Rauchutensilien wie Aschenbecher und Feuerzeuge müssen weg. Das ist besonders wichtig, weil diese Gegenstände eng mit Ihrer Nikotinsucht verknüpft sind und Sie wieder auf die schiefe Bahn bringen können!

Waschen Sie dann in den nächsten Tagen bei Gelegenheit alle Vorhänge, Polster und Decken. Wischen Sie in Ihrer Wohnung möglichst alles ab, auch alle Böden. Dadurch verringern Sie den Rauch, der sich auf den Oberflächen gesammelt hat. Auch auf Ihrer Kleidung hat sich dieser gesammelt und dampft langsam in Ihrem Zuhause aus. Lüften Sie regelmäßig, um die giftigen Rauchteilchen nach und nach loszuwerden.

Im nächsten Abschnitt wird es jetzt um die Nichtraucherstrategien gehen, die Sie vom ersten Tag an etablieren können.

Brenzlige Orte und Situationen ab dem ersten Nichtrauchertag meiden

Vor allem am Anfang können Sie sich viel Stress ersparen, wenn Sie gewissen Orten und Situationen vorausschauend aus dem Weg gehen. Ich habe Ihnen nachfolgend die wichtigsten aufgeschrieben.

Derzeit fallen in der Coronakrise die ersten beiden Punkte fast zwangsläufig weg, je nachdem wie stark die Lockerungen in Ihrem Wohnort sind. Aber nach der Krise ist es für Sie besonders wichtig, allen nachfolgenden Situationen auf Dauer systematisch aus dem Weg zu gehen.

• Besuch von Rauchercafés und Raucherlokalen

Hier werden Sie doppelt gestresst, einerseits durch rauchende Vorbilder und andererseits durch das Einatmen von Passivrauch. Suchen Sie vor allem in den ersten Monaten keine derartigen Lokalitäten auf.

Sehr positiv in diesem Zusammenhang ist, dass in Österreich ab dem 1. November 2019 ein allgemeines Rauchverbot in Lokalen gilt. Man kann nur hoffen, dass auch in anderen Ländern der EU und weltweit entsprechende Regelungen durchgesetzt werden. Das hilft Ihnen sehr, um nicht wieder Sklave des Nikotins zu werden.

• Partys ohne Raucherregelung

Gerade Hauspartys ohne Raucheinschränkung sind besonders ungünstig. Sie haben hier dasselbe Szenario wie bei Raucherlokalen, wobei meistens noch viel mehr Alkohol fließt. Wenn Sie später dann in der Zukunft planen eine Party zu veranstalten, empfehle ich Ihnen auf jeden Fall die strikte Regel, dass Raucher nur draußen rauchen dürfen.

- **Raucherecke am Arbeitsplatz**

Wie vorhin schon erwähnt ist die Raucherecke der denkbar schlechteste Ort, wenn man mit dem Rauchen aufhören möchte. Holen Sie sich lieber in der Pause etwas Leckeres zu essen und setzen Sie sich in Bewegung. Oder gehen Sie in den Nichtraucherbereich Ihrer Firma. Dort können Sie sich genauso gut mit Nichtrauchern unterhalten.

- **Aufenthalt in Tabaktrafiken**

Ihr Suchtgedächtnis wird auch gerade dort aktiviert werden. Jeder Raucher hat zigfach die Erinnerung, Zigaretten in der Trafik gekauft zu haben. Außerdem wird durch die besondere Werbegestaltung der Trafiken der Suchtdruck besonders aufgebaut: Sie sehen einerseits sämtliche Zigarettenmarken wie auf dem Präsentierteller vor sich, andererseits hängen Werbeplakate vor Ihnen und überall stehen Feuerzeuge und Aschenbecher herum. Außerdem machen Promotoren teilweise direkt vor Ort Werbung für Zigaretten. Kaufen Sie sich deshalb Ihre Zeitungen oder Aufladebons fürs Handy am besten im Supermarkt oder im Handyshop.

Mit der 24-Stunden-Erfolgsroutine zum dauerhaften Nichtraucher

Zu meinen »besten Zeiten« als Raucher konnte ich mir einen Tag ohne Tabakrauch nicht vorstellen. Mein Leben lag im wahrsten Sinne des Wortes im Nebel.

Heute sieht das Ganze komplett anders aus. Ich kann mir heute nicht einmal mehr vorstellen auch nur einmal an einer Zigarette zu ziehen, so widert mich das Rauchen an. In meinem Kopf ist kein Platz mehr dafür und ich habe jede Sekunde etwas Besseres zu tun als mich mit Zigaretten zu vergiften.

Der Schlüssel zum Erfolg war und ist nach wie vor das Denken in 24-Stunden-Schritten. Konzentrieren Sie sich zunächst zu 100 Prozent auf den ersten Tag als Nichtraucher. Nehmen Sie Ihren Plan zur Hand, den Sie in der Vorbereitungsphase erstellt haben, und setzen Sie diesen Schritt für Schritt um. Sobald Sie das geschafft haben, können Sie sich stolz selbst auf die Schulter klopfen und darauf jeden weiteren

Tag aufbauen. Wiederholen Sie diesen Erfolg immer und immer wieder, bis es völlig normal geworden ist, am Morgen aufzustehen und den ganzen Tag nicht zu rauchen. Sagen Sie sich innerlich jedes Mal, wenn Sie wach werden:

HEUTE BIN ICH NICHTRAUCHER UND MORGEN GENAUSO!

Diese 24-Stunden-Routine hilft Ihnen vor allem dann, wenn Sie in den ersten Wochen psychisch angeschlagen sind. Machen Sie sich bewusst, dass Sie jeweils in ein paar Stunden einen weiteren Erfolg einfahren können und ziehen Sie Ihr 24-Stunden-Programm konsequent durch. Mit jedem Tag speichern Sie neue Nichtrauchererfahrungen in Ihrem Gehirn ab und nach ein paar Wochen werden diese in Ihrem Langzeitgedächtnis fest verankert sein.

Klopfen Sie sich jeden Abend selbst auf die Schulter und seien Sie stolz auf sich, dass Sie wieder eine Etappe geschafft haben!

Sich auf die körperlichen und psychischen Entzugssymptome einstellen

Praktisch jeder Raucher erlebt zwischen zwei gerauchten Zigaretten immer wieder mehr oder weniger starke körperliche Entzugssymptome. Das hat mit dem ständigen Auf- und ab des Nikotinpegels im Blut zu tun.

Nach jeder Zigarette steigt der Nikotinpegel zunächst kurzfristig an, sinkt aber innerhalb einer Stunde wieder signifikant ab. Je abhängiger der Raucher vom Nikotin ist, umso früher setzen bei ihm die ersten Entzugserscheinungen ein, wobei die Nikotinrezeptoren im Gehirn verstärkt Nikotin fordern. Mit einer erneuten Zigarette wird der Raucher dann kurzfristig vom Stress »erlöst«, bis das ganze böse Spiel wieder von vorne beginnt. Die häufigsten Entzugssymptome sind dabei folgende:

Allgemeine Unruhe

Zittern

Kribbeln auf der Haut

Kopfschmerzen

Schweißausbrüche

Übelkeit

Verstopfung

verstärktes Hungergefühl

Die Entzugssymptome hängen insgesamt von den physischen Voraussetzungen der einzelnen Person ab und davon, wie süchtig der einzelne Raucher bereits ist. In der ersten Phase Ihres Entzugs werden sie vor allem mit körperlichen Entzugssymptomen konfrontiert sein. Diese Phase ist in den meisten Fällen innerhalb einer Woche erledigt. Die stärksten Entzugssymptome werden Sie nach 3-4 Tagen verspüren, dann gehen diese Schritt für Schritt zurück. Nach 7 Tagen werden die Entzugssymptome, zumindest die meisten, schon wieder verschwunden sein.

Die längerfristige Herausforderung sind die psychischen Entzugserscheinungen, die mehrere Wochen oder vereinzelt auch mehrere Monate andauern können. Je nach Raucher fallen diese unterschiedlich stark aus. Um sich von diesen Entzugssymptomen zu befreien, brauchen Sie

Geduld und konsequentes Handeln. Ich habe Ihnen hier die häufigsten Symptome aufgelistet:

Reizbarkeit

innere Unruhe

depressive Verstimmungen

Konzentrations- und Gedächtnisstörungen

Angststörungen

Ständiges Kreisen der Gedanken um den Suchtstoff Nikotin

die Suchtattacke, das sog. Craving

Sowohl während des Zigarettenrauchens als auch danach laufen in Ihrem Kopf systematisch Prozesse ab, die Sie psychisch abhängig machen. Jeder Nikotinkick wird dabei mit den Ereignissen während des Rauchens in Ihrem Gehirn abgespeichert. Wenn Sie zum Beispiel auf einer Party sich sehr gut unterhalten und dabei rauchen, verknüpft Ihr Gehirn diese beiden Erlebnisse miteinander und schafft dafür neue Nervenverbindungen. Genauso wie alle anderen Erfahrungen mit Zigaretten wird diese Erinnerung im sogenannten Suchtgedächtnis abgespeichert.

Das Suchtgedächtnis ist der Dreh- und Angelpunkt der Nikotinsucht. In ihm werden alle Erinnerungen mit »positivem« Bezug zum Rauchen gespeichert. Die Nervenbahnen des Suchtgedächtnisses werden dabei in jenen Arealen des Gehirns gebildet, die auf einem starken Reiz - Reaktions- Muster aufbauen. Die treibende Kraft des Suchtgedächtnisses ist dabei das Nikotin:

- Es dockt sich einerseits an das Belohnungszentrum (auch Lustzentrum genannt) Ihres Gehirns an.

- Es aktiviert andererseits den Bereich des Gehirns, der mit dem Lernen und dem Langzeitgedächtnis verbunden ist.

Dadurch, dass Sie das Rauchen einer Zigarette unzählige Male wiederholen, greifen Sie mit der Zeit automatisch zur Zigarette und Ihre Rauchroutinen laufen wie im Autopilot-Modus immer wieder ab. Das Rauchen hat sich nun tief in Ihr Unterbewusstsein eingegraben.

Um diese Verhaltensweisen wieder abzubauen, müssen sie alle Handlungen, die Sie mit der Zigarette verbunden waren, neu erlernen. Dies braucht Zeit und Geduld, wobei Sie in einem Zeitraum von 5 bis 6 Wochen Ihre

Nichtraucherroutinen größtenteils im Kopf etablieren können.

Der derzeitige Forschungsstand deutet darauf hin, dass Sie Ihr Suchtgedächtnis zwar zum größten Teil abbauen können, allerdings ist es nicht möglich, es gänzlich zu löschen. Einzelne Nervenbahnen mit Erinnerungen ans Rauchen werden bei Ihnen bestehen bleiben.

Deshalb kann es passieren, dass Ex-Raucher auch nach Monaten oder sogar Jahren des Nichtrauchens ganz plötzlich durch einen optischen Reiz Lust auf eine Zigarette bekommen. Z. B. wenn sie jemand sehen, der Ihre damalige Zigarettenmarke raucht, oder wenn Sie an einen Ort zurückkehren, an dem Sie früher viel geraucht haben. Bleiben Sie in diesen Situationen ruhig und gehen Sie konsequent Ihren Nichtraucherweg weiter. Ich werde Ihnen jetzt effektive Strategien und Gegenmittel zeigen, wie Sie solche Suchtattacken unbeschadet überstehen.

Die Strategien und Hilfsmittel gegen die Entzugssymptome

Die folgenden Strategien und Hilfsmittel können sowohl für körperliche als auch für psychische Entzugssymptome eingesetzt werden. Die vorhergenannten psychischen Suchtattacken, die sogenannten Cravings, sind die herausforderndsten Momente während des Entzugs. Dabei kreisen Ihre Gedanken nur noch um Zigaretten. Allerdings dauern diese Cravings im Schnitt nur 2 Minuten.

Mit den richtigen Gegenmitteln, die ich Ihnen gleich zeigen werde, können Sie diese konsequent abwehren. Prinzipiell sind Atemübungen und Bewegungsübungen am effektivsten. Es gibt aber auch noch andere Mittel, die Sie erfolgreich anwenden können.

Das wichtigste bei einer Suchtattacke ist nicht in einen Panikmodus zu verfallen. Versuchen Sie nicht verbissen die Suchtgedanken zu unterdrücken, dadurch steigern Sie nur den Stress!

Es geht darum die Gedanken völlig weg vom Rauchen zu lenken und sich auf eine andere Handlung zu konzentrieren und damit insgesamt zu entspannen. Folgende Hilfsmittel kann ich Ihnen dabei empfehlen, um diese Situationen erfolgreich hinter sich zu bringen:

Bewegung

Bringen Sie ab dem ersten Tag als Nichtraucher Ihren Körper in Bewegung, statt mit einer Zigarette herumzusitzen. Bewegung ist einerseits optimal, um Stress abzubauen, da der Körper Glückshormone, ausstößt, andererseits kommt Ihr Kreislauf in Schwung und Sie können vermehrt Sauerstoff tanken. Gerade die Sauerstoffaufnahme hat durch das Rauchen die ganze Zeit gelitten. Ausgedehnte Spaziergänge sind auf jeden Fall sehr hilfreich.

Ersetzen Sie vor allem morgens die erste Zigarette nach dem Aufwachen durch einen Spaziergang an der frischen Luft! Füllen Sie Ihre strapazierten Lungen gleich zu Beginn des Tages mit jeder Menge Sauerstoff, Ihr Herz und Ihr Kreislauf werden es Ihnen danken! Sie können sich auch etwas Frisches beim Bäcker holen, dann haben Sie gleich ein paar Schritte gemacht.

Setzen Sie sich auch in den Arbeitspausen in Bewegung, schon ein kurzes Auf-und-ab-Gehen der Treppen bringt den Kreislauf in Schwung. Gehen Sie auch am Abend nach der Arbeit möglichst noch spazieren und lassen Sie dabei in Ruhe den Tag Revue passieren.

Optimal wäre es natürlich, wenn Sie ein Hobby finden, bei dem Sie sich viel bewegen können. Vielleicht sind Sie früher einem Hobby nachgegangen, das Sie dann aber aufgrund des Rauchens aufgegeben haben, beispielsweise Schwimmen oder Tischtennis. Sie können auch ein bis zwei Mal die Woche joggen gehen, wobei Ich Ihnen aber unbedingt rate, sich vorher gründlich ärztlich untersuchen zu lassen bzw. sich fortlaufend beraten zu lassen

Den Körper mit nährstoffreicher Kost stärken

Besonders wichtig beim Umstieg vom Raucher zum Nichtraucher ist die Ernährung. Versorgen Sie sich jetzt mit vielen Vitaminen und Nährstoffen, dadurch können Sie Ihren Körper massiv bei der Regeneration unterstützen.

Falls Sie ein leidenschaftlicher Kaffeetrinker sind und dazu immer eine Zigarette geraucht haben, trinken Sie zuerst den Kaffee und ersetzen Sie die Zigarette durch einen Zahnpflegekaugummi mit Xylit.

Wenn Sie sowieso nicht so begeistert von Kaffee sind, können Sie ihn gleich durch eine Tasse Tee ersetzen. Nach dem Essen bietet sich ebenfalls ein Tee an.

Ich habe Ihnen hier eine Liste mit Lebensmitteln zusammengestellt, die systematisch Ihr körperliches und damit auch Ihr psychisches Wohlbefinden fördern. Bitte achten Sie auf eventuell bei Ihnen bekannte Allergien und lassen Sie das jeweilige Lebensmittel im Zweifelsfall weg.

• rote Zwiebeln

Enthalten Sulfide und den Pflanzenfarbstoff Quercetin. Quercetin ist nachweislich krebshemmend und wirkt stark gegen Entzündungen. Von allen Gemüsesorten haben Zwiebeln die höchste Quercetinkonzentration, wobei es besonders in der äußeren Schale zu finden ist.

• Kohlgemüse

Roter Kohl hat durch seine Senföle und Pflanzenfarbstoffe einen sehr positiven Einfluss auf die Gesundheit. Diese Inhaltsstoffe öffnen die Blutgefäße, wirken entzündungshemmend und kurbeln das Immunsystem an.

• Kokosnuss und Kokoswasser

Das Fleisch der Kokosnuss enthält viele Mineralien und Antioxidantien. Essen Sie allerdings nicht zu viel vom Fleisch der Kokosnuss, da diese sehr kalorienhaltig ist. Die enthaltene Laurinsäure ist wiederum antimikrobiell, wirkt entzündungshemmend und reinigt den Körper. Das Kokoswasser hat außerdem viel Kalium für einen stabilen Blutdruck und ist eine kalorienarme Alternative zum Fruchtfleisch.

• Karotten

Dieses Gemüse enthält bekanntermaßen viel Vitamin A für die Haut und für die Schleimhäute, sowie viele Ballaststoffe. Diese helfen Ihnen Cholesterin auszuscheiden und die Blutfette zu senken.

• Naturtrüber Apfelsaft

Besonders naturtrüber Apfelsaft enthält viele Mineralien, Vitamine und andere gesundheitsfördernde Stoffe wie Polyphenole. Diese Pflanzenstoffe beugen Herzerkrankungen und Darmkrebs vor. Außerdem enthält Apfelsaft sogenannte Pektine, die die Lungenfunkton unterstützen.

• Sanddornsaft

Sanddorn enthält wie die rote Zwiebel viel vom hochwirksamen Pflanzenstoff Quercetin, Vitamin C und A für ein starkes Immunsystem. Da Sanddorn sehr herb schmeckt, empfehle ich Ihnen diesen zusammen mit einem süßen Obstsaft z. B. Apfelsaft zu trinken.

• Mineralwasser mit Hydrogencarbonat

Mineralwasser unterstützt den Kreislauf und verdünnt das Blut. Hydrogencarbonat, auch Natron genannt, wirkt entzündungshemmend und immunberuhigend. Ich empfehle Ihnen mindestens 1 Liter Mineralwasser am Tag zu trinken.

• Kartoffeln

enthalten viel Vitamin C, sind sehr gut für die Bronchien, schützen den Darm und fördern die Verdauung. Kartoffeln liefern gut verwertbare Kohlenhydrate, ohne dass Sie davon dick werden.

• Bananen

enthalten Antioxidantien wie Catechine. Sie haben sehr viel Kalium, regulieren damit den Blutdruck und schützen das Herz. Bananen sind außerdem   hervorragende

Kohlenhydratlieferanten und machen Sie dauerhaft satt.

• Grünkohl

Liefert viele Mineralien, vor allem Calcium, und Vitamine, wie Vitamin C oder K. Er enthält sehr viele Antioxidantien und Mineralstoffe. Grünkohl verbessert die Fließeigenschaften des Blutes und ist entzündungshemmend.

• Lachs

Essen Sie möglichst Wildlachs. Er enthält Omega 3 Fettsäuren, Vitamin D und E sowie essenzielle Aminosäuren. Lachs ist sehr entzündungshemmend und liefert sehr gutes Eiweiß. Lachs ist vor allem für die Lunge vorteilhaft.

• Leinöl

Leinöl ist ein hervorragender Omega 3 Fettsäurelieferant, der sogar weitaus mehr Omega 3 Fettsäuren als Fisch liefert. Leinöl fördert einen gesunden Cholesterinhaushalt und senkt den Blutdruck. Zudem wirken die Polyphenole antioxidativ und die Pflanzenverbindungen namens Lignane im Leinöl wirken krebshemmend.

• Eier (vor allem das Eigelb)

Eier beinhalten sehr viele essenzielle Nährstoffe z. B. Vitamin D oder Vitamin A. Sie beinhalten optimal verwertbare Eiweiße und fördern das gute Cholesterin.

Zusätzlich kann ich Ihnen bei Erkältungen oder Husten Efeuprodukte für die Bronchien empfehlen. Gerade als ehemaliger Raucher haben Sie grundsätzlich angeschlagene Bronchien. Efeu wirkt sich sehr positiv auf Ihre strapazierten Schleimhäute aus und öffnet Ihre Lungenbläschen. Auch Heilsalztabletten sind sehr beruhigend für die Schleimhäute. Sie enthalten diese Produkte in jeder Apotheke.

Atemübungen

Ich kann Ihnen zwei einfache, aber sehr effektive Übungen empfehlen. Diese helfen Ihnen, wieder Ruhe und Ausgeglichenheit zu erreichen. Atemübungen können Sie prinzipiell auch unterwegs machen, wenn Sie plötzlich die Nikotinsucht heimsucht.

Übung 1:

Diese Übung bietet sich besonders unterwegs an. Stellen Sie sich aufrecht hin und atmen sie 20 Mal langsam tief ein und aus. Atmen Sie dabei durch die Nase. Konzentrieren Sie sich darauf, wie Ihre Lungen und Ihr Bauch tief mit Sauerstoff gefüllt werden. Stellen Sie sich vor, die Gedanken ans Rauchen verlassen mit dem Atmen Ihren Kopf. Entspannen Sie sich dabei so gut es geht. Wenn Sie zuhause sind, machen Sie diese Übung am besten vor dem geöffneten Fenster.

Übung 2:

Legen Sie sich, wenn Sie zuhause sind, auf eine Matte am Boden und atmen Sie 20 Mal tief ein und aus. Lassen Sie Ihren Körper entspannt nach unten sinken. Stellen Sie sich vor, Ihr Körper wird wie mit einem Gummiband auseinandergezogen. Achten sie wieder genau darauf, wie Ihre Lungen mit Sauerstoff gefüllt werden und stellen Sie sich vor, wie Sie die Gedanken ans Rauchen ausatmen.

Bewegung bei psychischen Suchtattacken

Wie gesagt spielt Bewegung generell im Entzug eine herausragende Rolle. Speziell, wenn Sie in der Arbeit im Büro sitzen und von einer Suchtattacke heimgesucht werden, machen Sie nach Möglichkeit eine Pause und gehen Sie an die frische Luft. Machen Sie dort die Atemübung 1 und entspannen Sie sich. Wenn Sie in so einer

Situation gerade zu Hause sind, gehen Sie möglichst hinaus, sofern es die Witterung zulässt. Wenn nicht, können Sie wieder auf die Atemübungen zurückgreifen.

Freunde – Hotline

Es hilft Ihnen sehr weiter, wenn Sie ständig im Kontakt mit Freunden aus Ihrem Umfeld sind. Gerade jetzt in der Coronakrise sind Freunde doppelt wertvoll. Wichtig ist natürlich, dass dieser Freund oder diese Freundin sehr verlässlich und möglichst immer erreichbar ist. Schildern Sie Ihrem Gesprächspartner Ihre momentane Situation, damit er möglichst gut auf Sie eingehen kann. Allein schon durch die Unterhaltung vergeht die Zeit und die Suchtattacke ist bald wieder vorüber.

Verschiedene Tätigkeiten, bei denen Sie nicht rauchen können

Natürlich sind diese Tätigkeiten besonders effektiv, allerdings ist der Einsatz dieser Mittel nur eingeschränkt möglich.

- ein paar Minuten unter die Dusche stellen
- eine Runde mit dem Rad drehen (*möglicherweise eingeschränkt möglich*)

- locker Joggen gehen, sofern sie die ärztliche Erlaubnis dazu haben
- schwimmen gehen (*derzeit eher nicht möglich*

Ein Glas Wasser oder Fruchtsaft trinken

Trinken ist besonders wichtig im Entzug. Einerseits hilft es Ihnen körperlich, da es gut für den Kreislauf ist, verdünnt das Blut und unterstützt den Körper dabei, die giftigen Stoffe zu entfernen.

Andererseits kann Ihnen trinken auch besonders bei einer psychischen Suchtattacke über die Runden helfen. Immer wenn Sie von der Sucht belagert werden, schenken Sie sich in Ruhe ein Glas Wasser oder einen Fruchtsaft ein und trinken es langsam hinunter. Atmen Sie möglichst ruhig und entspannt, bald ist der Spuk wieder vorbei.

Zahnpflegekaugummis mit Xylit

Diese Kaugummis können Sie über den ganzen Tag verteilt kauen und auch dann verwenden, wenn Sie nicht gerade einer Suchtattacke ausgesetzt sind. Zahnpflegekaugummis haben dabei einen doppelt positiven Effekt: Einerseits können Sie Ihre Gedanken ans Rauchen durch das Kauen ablenken, andererseits reinigen Sie Ihre Zähne, die stark durch das Rauchen in Mitleidenschaft gezogen wurden. Sie bekommen diese Kaugummis vor allem in Reformgeschäften oder im Online Versand.

Zahnstocher kauen

Wenn sie nicht gerade einen Zahnpflegekaugummi zur Hand haben, können Sie auch auf einen Zahnstocher zurückgreifen. Kauen sie während einer Suchtattacke gleichmäßig darauf herum. Das wird Sie gut über die Zeit der Attacke hinüberbringen. Der Zahnstocher eignet sich aber nicht für die Dauerverwendung. Kauen Sie insgesamt keinesfalls länger als 30 Minuten am Tag auf einem Zahnstocher herum, da dies zu Verspannungen und Schmerzen im Kiefer führen kann.

Versuchen Sie im Alltag ruhig und tief zu atmen und Ihre Nerven zu schonen. Versuchen Sie sich vermehrt zu entspannen, umso höher werden Ihre Chancen sein, um endgültig von den Zigaretten loszukommen.

Jedes Mal, wenn sie nein zur Zigarette sagen, vertiefen Sie Ihr Nichtrauchergedächtnis und trainieren Ihre Nichtraucherroutinen. Sollte Sie eine Suchtattacke heimsuchen, haben Sie die nötigen Gegenmittel jetzt zur Hand.

Ihr Nichtraucherleben schriftlich festhalten

Erstellen Sie ab dem ersten Nichtrauchertag ein kurzes Nichtraucherprotokoll, indem Sie die Erfahrungen des vergangenen Tages festhalten. Schreiben Sie darin in groben Zügen die wichtigsten Stationen des Tages auf. Beschreiben Sie, wann Sie sich gut gefühlt haben und wo es zu Problemen oder eventuell zu einer starken Suchtattacke gekommen ist. Halten Sie auch fest, welche Strategien bei Ihnen am besten funktioniert haben.

Überlegen Sie sich, was Sie in Zukunft verbessern können. Z. B. könnten Sie am nächsten Tag noch früher aufstehen, um am Morgen ein bisschen mehr Zeit für Ihr Frühstück zu gewinnen. Damit haben Sie dann gleich weniger Stress.

Am Abend können Sie den Tag noch einmal Revue passieren lassen, in dem Sie Ihre Nichtrauchererfahrungen aufschreiben. Dies ist einerseits eine Bestätigung für Ihren Tageserfolg und andererseits eine gute Orientierung, vergleichbar mit dem Logbuch eines Kapitäns.

Die Erfolge, die Sie dadurch jeden Tag festhalten, geben Ihnen Selbstvertrauen und machen Sie stolz. Dadurch fällt es Ihnen leichter sich jedes Mal aufs Neue zu motivieren, auch wenn Sie einmal psychisch unten sind.

Es ist auch sehr hilfreich immer wieder in den Aufzeichnungen zurückzublättern und zu sehen wie sich das Ganze über Tage und Wochen hin entwickelt hat. Das hilft Ihnen sehr, um dauerhaft auf dem Nichtraucherweg zu bleiben.

Ein Nichtraucherkonto einrichten

Es wird einiges Geld zusammenkommen, sobald Sie nicht mehr zur Zigarette greifen. Mittlerweile kostet eine Packung Zigaretten in Österreich im Schnitt ca. 5 Euro und in Deutschland über 6

Euro. Für zwei Schachteln am Tag zahlen schon genauso viel wie für einen Kinobesuch und das jeden Tag im Monat.

Dieses Geld können Sie entweder auf die Seite legen oder auf jeden Fall besser investieren als in Zigaretten. Zahlen sie am besten das Geld, das sich bis jetzt in Tabakrauch aufgelöst hat, auf ein eigenes Nichtraucherkonto ein. Richten Sie sich dazu einen monatlichen Dauerauftrag auf diesem Konto ein. Im Schnitt können sie z. B. pro Tag 5 Euro weglegen. Dann bleiben Ihnen, wie schon im vorherigen Kapitel zu den Vorteilen des Nichtrauchens vermerkt, über 150 Euro im Monat und im Jahr schon 1800 Euro! In der jetzigen Krise ist jeder Euro doppelt wertvoll.

Leisten Sie sich mit diesem Geld ab und zu kleine Belohnungen und seien Sie stolz darauf, die richtige Entscheidung für Ihr Leben getroffen zu haben.

Eine Suchtverlagerung
verhindern

Manche Ex-Raucher versuchen speziell am Anfang Ihre Nichtraucherlebens den »fehlenden« Nikotinkick mit anderen Süchten zu kompensieren. In deren Hinterkopf spukt dann immer noch die Vorstellung herum, dass sie etwas brauchen, um Probleme zu meistern oder um Spaß zu haben. Man spricht bei so einer Situation von einer Sucht- oder Abhängigkeitsverlagerung, die Sie vom Regen in die Traufe bringen kann.

Bei einer Suchtverlagerung üben Sie Tätigkeiten exzessiv aus, die Sie bisher nur im normalen Umfang gemacht haben. Sie können beispielsweise zum Workaholic werden, einen Putzfimmel bekommen, eine Esssucht entwickeln oder verstärkt zu Alkohol greifen. Als Raucher müssen Sie vor allem in Bezug auf Alkohol- und Esssucht aufpassen, da diese Dinge bisher sehr stark mit Ihrem Rauchverhalten gekoppelt waren.

Alkoholsucht

Alkohol und Zigaretten passen auf eine schlechte Art und Weise sehr gut zueinander. Beide Drogen wirken auf den gleichen Nervenzellen und verstärken sich gegenseitig. Außerdem sorgt das Nikotin dafür, dass Sie vom Alkoholkonsum weniger müde werden und dadurch unbewusst zu mehr Alkohol greifen.

Sie haben sicher auch schon die Erfahrung gemacht, dass Sie beim Konsum von Alkohol automatisch mehr geraucht haben und dass Ihnen die Zigaretten mit Alkohol besser »geschmeckt« haben. Wenn Sie in Zukunft die Zigaretten weglassen, bekommen Sie unter Umständen das Gefühl, dass Ihnen etwas »fehlt« und Sie trinken plötzlich mehr Alkohol. Diese Verhaltensweise ist eng mit Ihrem Unterbewusstsein und Ihrer Nikotinsucht verbunden.

Vor allem am Anfang Ihres Nichtraucherlebens müssen Sie daher aufpassen, dass Sie nicht vermehrt zu alkoholischen Getränken greifen. Am besten trinken Sie anfangs möglichst wenig bis keinen Alkohol und reduzieren dann auch langfristig Ihren Konsum. Es macht in Zukunft absolut keinen Sinn Ihre Rauchfreiheit mit vermehrtem Alkohol zu feiern!

Ersetzen Sie nach einem Bier die Zigaretten mit Zahnpflegekaugummis, Sie schaffen damit einen sinnvollen Ersatz für die Zigarette.

Esssucht, vor allem Süßigkeiten

Viele Nichtraucher neigen am Anfang zu vermehrtem Konsum von v.a. zuckerhaltigen Speisen. Manche vertilgen dabei mehrere Packungen Gummibärchen hintereinander. Das lässt sich dadurch erklären, dass es zwischen dem Essen und dem Zigarettenrauchen ein paar auffällige Parallelen gibt, besonders was Süßigkeiten angeht:

> ➢ Bei den Süßigkeiten wie auch bei den Zigaretten macht man eine Packung auf und steckt sich den Inhalt direkt mit der Hand in den Mund.
> ➢ Der Zucker wirkt ähnlich schnell wie das Nikotin.
> ➢ Bei beiden stillt man einen »Hunger«, wobei das Sättigungsgefühl nicht lange anhält.
> ➢ Beides ist überall sehr schnell verfügbar.

Einige Ex-Raucher berichten, dass sie nach dem Rauchstopp zunehmen bzw. Gefahr laufen, zuzunehmen. Essen Sie daher, wie vorher angesprochen, in Zukunft eher kleinere

Mahlzeiten und mehr Gemüse und Obst. Obwohl Sie nicht komplett auf Zucker verzichten müssen, sollten Sie keinesfalls große Mengen von Zucker auf einmal essen.

Prinzipiell gibt es aber gegen das Zunehmen eine einfache Lösung: Setzen Sie sich vermehrt in Bewegung, dann steigt Ihr Kalorienverbrauch. Betrachten Sie Treppen als Fitnessgeräte. Lassen Sie Ihr Auto vermehrt stehen und erledigen sie beispielsweise Einkäufe möglichst zu Fuß.

Existenzielle Krisen ohne Rückfall meistern

Wir befinden uns ja derzeit in einer besonderen Krise, die viele unserer Lebensbereiche betrifft. Obwohl wir natürlich hoffen, dass wir diese Krise möglichst gut überstehen, kann es für uns zu verschiedenen existenziellen Krisen kommen, die mit einem hohen Stressfaktor verbunden sind. Zu diesen Krisen gehören:

- Arbeitsplatzverlust
- Scheidung
- Tod / Unfall eines nahen Angehörigen

- Diagnose einer Krankheit (aktuell natürlich auch Covid 19)

Bei allen diesen Vorfällen tritt eine Schocksituation ein, die Sie sehr nahe an die Schwelle eines Rückfalls bringen kann. Es entsteht eine regelrechte Stressflut, die blitzartig Ihr Suchtgedächtnis im Kopf aktivieren kann. In diesem sind die Kategorien Stressbewältigung und Rauchen zusammen abgespeichert und dadurch werden solche Situationen besonders herausfordernd. Die Zigarette wird wieder einmal als falscher Helfer auftreten, aber egal wie viel Tabakrauch Sie in Ihre Lungen ziehen, es wird Ihnen keinesfalls weiterhelfen!

Um bei einer Suchtattacke einen Rückfall zu verhindern, greifen Sie am besten auf Atemübungen und Bewegung an der frischen Luft zurück. Natürlich ist emotionaler Beistand, sowohl von der Familie, Freunden und auch von Psychologen in diesen Situationen besonders wichtig. Rufen Sie so oft es geht bei Freunden auf Ihrer Hotline an.

Sie müssen sich stets vor Augen halten, dass das Rauchen einer Zigarette Ihnen keineswegs helfen wird Ihre Probleme zu lösen!

Versuchen Sie, so schnell wie möglich wieder Tritt zu fassen, und stellen Sie einen Krisenplan auf. Lassen Sie sich nicht hängen und lenken Sie Ihre Gedanken auf positive Erinnerungen und Gedanken, um sich psychisch zu entlasten. Setzen Sie der aktuellen Krise trotz allem den erfolgreichen Weg als Nichtraucher entgegen und spulen Sie Ihre Nichtraucherroutinen systematisch wie gewohnt herunter.

Sobald Sie diesen Ausnahmezustand überstanden haben, werden Sie mit doppelt gestärktem Selbstbewusstsein aus der Krise hervorgehen und alltägliche Situationen noch selbstverständlicher überwinden.

Finger weg von sämtlichen Nikotinprodukten!

Das Image des Rauchens ist vor allem in der westlichen Welt zunehmend in der Defensive. Dafür werden immer mehr sogenannte Rauchalternativen bzw. Nikotinersatzprodukte angepriesen, die den Konsumenten als harmlose Alternative zum Rauchen verkauft werden.

Besonders die E-Zigarette steht dabei derzeit im Fokus.

Wahrscheinlich haben Sie auch schon mit dem Gedanken gespielt, auf diese Alternativen umzusteigen. Es klingt verlockend einfach auf ein anderes »Genussmittel« umzusteigen, das angeblich eine gesunde Alternative ist.

Grundsätzlich besteht aber dabei folgendes Problem: Jedes Nikotinprodukt bringt Sie zurück in den Nikotinkreislauf und in Gefahr, dass Sie früher oder später wieder zum Rauchen zurückkehren werden! Schauen wir uns dazu die gängigsten Nikotinprodukte genauer an:

E- Zigaretten: Dampfen mit Nikotin

Die E- Zigarette wird immer wieder als gesündere Alternative zum Zigarettenrauchen angepriesen, da kein Tabak eingeatmet wird und statt Rauch Dampf aus der E-Zigarette herausströmt. Wie schädlich E-Zigaretten genau sind, lässt sich aufgrund fehlender Langzeitstudien noch nicht exakt feststellen, jedoch ist die E-Zigarette keineswegs harmlos. Im Oktober 2019 wurden Fälle von Lungenerkrankungen in Amerika publik, die im Zusammenhang mit dem Rauchen von E-Zigaretten genannt wurden[7]. In den USA starben dabei dutzende Menschen und zahlreiche andere wurden vergiftet. Mittlerweile ist bekannt, dass auch in E-Zigaretten krebserregende Stoffe wie Benzol oder Formaldehyd enthalten sein können.[8] San Francisco hat mittlerweile die Herstellung und den Verkauf von E-Zigaretten verboten.

Trotzdem erfreut sich die E-Zigarette weltweit wachsender Beliebtheit, vor allem die sogenannte Juul ist bei Jugendlichen beliebt. Diese erinnert aufgrund ihrer Form stark an einen USB-Stick und enthält in den USA besonders viel Nikotin.

In der EU mussten die Hersteller den Nikotingehalt stark senken, um eine Zulassung zu bekommen. Durch verschiedene Zusatzstoffe erscheint diese E- Zigarette als besonders mild und ist daher für Einsteiger besonders verlockend.

Zusätzlich kann die E-Zigarette bei Jugendlichen möglicherweise als Einstiegsdroge für einen späteren Tabakkonsum dienen, wie auch die Deutsche Gesellschaft für Pneumologie (DGP) in einem Positionspapier[9] 2015 warnte.

Shisha - die angeblich gesündere Rauchalternative

Das Shisha- oder Wasserpfeifenrauchen wird von vielen für das gesündere Rauchen gehalten. Das Hauptargument für diese These ist, dass in der Wasserpfeife die Giftstoffe des Rauchs durch das Wasser herausgefiltert werden. Diese Behauptung ist aber völlig absurd. Das Wasser in der Shisha filtert keineswegs die Giftstoffe heraus, sondern kühlt nur den Rauch, wodurch der Konsument das ganze Gift noch tiefer in die Lungen ziehen kann.

Der Tabak in der Wasserpfeife verbrennt dabei nicht, sondern er verschwelt bei niedrigen Temperaturen, wodurch ganz eigene Giftstoffe entstehen wie z. B. Acetaldehyd, Acrolein oder Benzol.

Erschwerend kommt hinzu, dass bei der Wasserpfeife filterlos geraucht wird, bei der Zigarette geht wenigstens ein kleiner Teil der Giftstoffe in den Filter.

Auch beim Shisharauchen entsteht Teer und zwar durch das Verschwelen der Kohle. Dabei entsteht zusätzlich eine große Menge Kohlenmonoxid, das sich in der unmittelbaren Umgebung ausbreitet. In der Folge wird die

Sauerstoffaufnahme erschwert, was vor allem langfristig sehr problematisch werden kann. Wie man verschiedenen Medienberichten entnehmen kann, kommt es immer wieder zu Vergiftungserscheinungen und Noteinsätzen in Shishabars[1011].

Viele Shisharaucher verharmlosen die Wasserpfeife mit dem Hinweis, dass sie ja eh nur einmal im Monat rauchen. Allerdings aktiviert das Shisharauchen sofort wieder die Nikotinsucht. Überhaupt ist die Shisha oft gerade für junge Menschen der Einstieg ins Zigarettenrauchen.

Hanf (Cannabis) rauchen

Hanf erlebt derzeit international einen regelrechten Boom. Das Rauchen von Hanf, auch Cannabis genannt, wurde in den letzten Jahren in immer mehr Staaten weltweit legalisiert. Die Hauptwirkstoffe der Hanfpflanze sind das THC und das CBD. Während das Konsumieren von THC immer noch in den meisten Staaten illegal oder stark reglementiert ist, wird das nicht psychoaktive CBD- Öl mittlerweile immer öfters in eigenen Shops angeboten.

Oft wird das Rauchen von Cannabis als harmlose Alternative zum Zigarettenrauchen bezeichnet, quasi als »Medizin«. Dagegen spricht aber einiges.

Auf der einen Seite wird dem Cannabis-Joint Tabak beigegeben, womit wir sofort wieder beim Nikotin gelandet sind. Hier wird genauso wie beim Shisharauchen die Nikotinsucht wieder reaktiviert.

Zudem zeigen Studien[12], dass regelmäßiges Cannabisrauchen einerseits die Gefahr einer Hodenkrebserkrankung signifikant erhöht, sowie Lungenkrebs[13] wahrscheinlicher macht. Das Rauchen eines Joints wirkt dabei genauso verheerend wie 20 Zigaretten.

Nikotinersatzmittel

Seit einigen Jahren gibt es verschiedene Anbieter von Nikotinersatzmitteln, die Raucher durch niedrig dosierte Gaben von Nikotin Schritt für Schritt entwöhnen wollen.

Die Idee hinter dieser Methode ist, dass zwar dem Ex- Raucher weiterhin Nikotin verabreicht wird, aber in sehr niedrigen Dosen und im Vergleich zur Zigarette sehr stark zeitverzögert. Die Menge des Nikotins wird dann sukzessive verringert und nach einigen Wochen wird es ganz abgesetzt. Das Nikotin wird dem Konsumenten dabei in Form von Kaugummis, Sprays, Pflaster oder Inhalationsgeräten zur Verfügung gestellt.

Auf den ersten Blick scheint diese Methode sinnvoll. Diese Rauchentwöhnungsmittel sind frei von jenen Giftstoffen, die der Tabakrauch mit sich bringt. Natürlich fällt auch der Nikotinkick, der beim Rauchen sehr schnell zur Sucht führen kann, fast gänzlich weg.

Trotz allem bleibt aber die Tatsache, dass Sie genau den Stoff zuführen, der Sie vom Rauchen abhängig gemacht hat. Unterbewusst setzt sich dabei Folgendes in Ihrem Kopf fest: Ich brauche Nikotin, um von den Zigaretten loszukommen! Sie begeben sich daher auf einen zwielichtigen Pfad, der für sehr viele Raucher wieder zurück in den Nikotinsumpf führt.

Lassen Sie die Finger von all diesen Produkten und genießen Sie stattdessen ganz einfach Ihr Leben ohne Nikotin! Sie werden sehen, es gibt nichts Schöneres für einen Ex-Raucher als frei von Nikotin zu sein!

Vorsicht! Hochmut kommt vor dem Nikotinfall!

Jetzt am Ende des Buches möchte ich Sie noch einmal eindringlich davor warnen, in Zukunft leichtsinnig gegenüber Zigaretten zu werden! Je länger Sie rauchfrei sein werden, umso gefährlicher wird der Gedanke, dass Ihnen jetzt eh nichts mehr passieren kann und Sie ja eine Zigarette gar nicht wieder süchtig macht. Der Weg aus dem Nikotinsumpf liegt dann schon einige Zeit hinter Ihnen und das Rauchen scheint keine Bedrohung mehr für Sie darzustellen, unter dem Motto: »Was soll schon passieren, wenn ich jetzt eine rauche?«

Denken sie daran, dass Reste Ihres Suchtgedächtnisses immer noch in Ihrem Kopf schlummern! Auch aus Ihrem Umfeld können Sprüche kommen wie: »Es ist jetzt eh schon ewig her, dass du geraucht hast, eine kannst du probieren, du wirst nicht gleich wieder süchtig!«

Theoretisch lauert die Suchtfalle in den verschiedensten emotionalen Situationen. Egal ob Sie himmelhochjauchzend oder zu Tode betrübt sind, gelangweilt oder wütend, die Lust auf eine Zigarette kann immer irgendwo noch einmal auftauchen. Vergessen Sie eines nicht: Sie können sich keine Auszeit vom Nichtrauchen nehmen, ein Zug an der Zigarette und sie versinken wieder im Nikotinsumpf!

Deshalb gibt es nur einen Weg als Nichtraucher: Spielen Sie nicht mit dem Feuer und werden Sie auf keinen Fall mehr leichtsinnig! Machen Sie sich die ganzen Vorteile bewusst, die Sie als Nichtraucher haben und genießen Sie jeden Tag als Nichtraucher!

Die Vorteile als Nichtraucher realisieren und genießen

Ich möchte Ihnen nun gegen Ende des Buches zeigen, dass Ihr Leben als Nichtraucher in wirklich allen Belangen besser wird, und zwar egal wie lange Sie schon Raucher sind! Diese Vorteile genießen Sie jeden Tag und je länger Sie die Finger von den Zigaretten lassen, umso mehr wird Ihnen klar werden, wie destruktiv das Rauchen eigentlich ist.

Nachfolgend habe ich Ihnen die verschiedensten Vorteile aufgeschrieben, die Sie als Nichtraucher immer wieder verbuchen:

- ✓ Sie wachen gleich zu Beginn des Tages frischer und erholter auf, da Ihr Kreislauf und Ihre Sauerstoffversorgung besser sind.

- ✓ Ihr Energielevel wird den ganzen Tag über durch den vermehrten Sauerstoff und die gesteigerte Durchblutung höher sein.

- ✓ Sie riechen beim Aufwachen nicht mehr so als ob Sie in einem Aschenbecher geschlafen hätten.

- ✓ Sie haben in der Früh nicht mehr das Gefühl aus einem Aschenbecher gegessen zu haben.

- ✓ Sie haben am Morgen keine roten und brennenden Augen mehr aus denen Sie nur schwer hinaussehen.

- ✓ Die Lungen beginnen sich endlich zu reinigen, da Ihre Bronchien nicht mehr mit giftigem Tabakrauch verpestet werden.

- ✓ Sie werden bald kein Kopfweh mehr vom Rauchen haben, da die Kopfdurchblutung und die Sauerstoffversorgung ständig besser werden.

- ✓ Ihre Hände sind nicht immer wieder unangenehm kalt, weil die Durchblutung der Hände besser wird.

- ✓ Ihr Frühstück riecht und schmeckt Ihnen wieder richtig, als Raucher haben Sie Ihre Sinnesorgane zunehmend abgestumpft.

- ✓ Ihr Zahnfleisch und Ihre Zähne beginnen sich zu regenerieren, das Zahnfleischbluten und die Zerstörung der Zähne wird gestoppt.

- ✓ Ihr Zuhause ist keine Raucherhöhle mehr. Der giftige Rauch kann sich nicht mehr jeden Tag neu auf sämtlichen Oberflächen festsetzen.

- ✓ In Ihrer Wohnung hängt keine stinkende verrauchte Kleidung mehr, die giftigen kalten Rauch ausstößt.

✓ Ihr Auto ist keine fahrende Raucherkammer mehr. Es stinkt nicht ständig und Ihre Sitze sind nicht mehr voll mit giftigem, kaltem Rauch.

✓ Sie kommen am Arbeitsplatz oder beim Kunden nicht mehr als wandelnder Aschenbecher daher.

✓ Lange Besprechungen oder Treffen mit Kunden sind viel entspannter, da der Suchtdruck weg ist.

✓ Unter Zeitdruck haben Sie bei wichtigen Arbeiten ohne Zigarettenpausen mehr Spielraum.

✓ Sie kommen nicht mehr nach jeder Arbeitspause in einer Aschewolke an Ihren Arbeitsplatz zurück.

✓ In der Pause können Sie sich entspannen und einfach etwas Gutes essen, anstatt in der Raucherecke Ihre Nikotinsucht zu befriedigen.

✓ Als Nichtraucher können Sie viel konzentrierter und ruhiger arbeiten, da das Verlangen nach Nikotin nicht dauernd Ihre Gedanken ablenkt.

✓ Sie kommen nach einem anstrengenden Arbeitstag nicht mehr in eine stinkende, verrauchte Wohnung zurück, wo Sie sich dann wieder einnebeln.

✓ Sie können in jedes rauchfreie Lokal gehen und dort das Essen wieder genießen.

✓ Der Aufenthalt in rauchfreien Räumen wird wieder entspannt, auch wenn beispielsweise der Kinofilm trotz Überlänge keine Pause hat.

✓ Ein Spaziergang im Wald wird wieder zum Wohlfühl- und Sinneserlebnis, da Sie wieder richtig riechen können.

✓ Sie müssen auch nie mehr auf einer Party oder Veranstaltung vor die Tür in die Kälte, um sich dieses Gift in Ihre Lungen zu saugen.

✓ Sie gewinnen durch die gesundheitlichen Effekte des Nichtrauchens eine Menge krankheitsfreier Lebenszeit. Im Schnitt sind Raucher öfters krank als Nichtraucher.

✓ Sie gewinnen bei jeder eingesparten Zigarette ca. 3-4 Minuten Zeit ihres Alltags, die Sie für andere sinnvolle Dinge verwenden können.

✓ Wenn Sie 10 Zigaretten pro Tag einsparen, gewinnen Sie als Mann durchschnittlich 9.4 Jahre Lebenserwartung und als Frau 7.3 Jahre.

✓ Sie reisen wieder entspannt. Lange Busreisen werden nicht mehr zum zwanghaften Warten auf die nächste Raststätte, um für Nikotinnachschub zu sorgen.

✓ Auch bei längeren Zugfahrten oder Flügen können Sie sich entspannt zurücklehnen, wobei natürlich in der Coronakrise derzeit fliegen eher wegfällt.

✓ Sie können im Urlaub unbeschwert Sightseeing machen, ohne ständig mit Rauchverboten konfrontiert zu sein.

✓ Sie können am Meer die frische Brise genießen, ohne giftigen Tabakrauch einzuatmen.

- ✓ Sie kommen nicht sofort außer Atem, wenn Sie eine kleine Wanderung unternehmen wollen.

- ✓ Im Alltag verliert die Treppe ihren Schrecken, wenn z. B. wieder einmal der Lift der Wohnhausanlage ausgefallen ist.

- ✓ Pro Zigarettenpackung sparen Sie sich beispielsweise in Österreich 5 bzw. in Deutschland 6 Euro.

- ✓ Sie können sich täglich kleine Belohnungen leisten, anstatt für Zigaretten das Geld zum Fenster hinaus zu rauchen.

- ✓ Sie haben von Anfang an gesundheitliche Vorteile durch Nichtrauchen. Schon nach 20 Minuten normalisiert sich Ihr Blutdruck und Ihr Kreislauf stabilisiert sich.

- ✓ Ihr Immunsystem wird umgehend besser, da die negative Auswirkung des Rauchens auf die weißen Blutkörperchen entfällt. Die Wahrscheinlichkeit von

Lungenentzündungen verringert sich zudem mit einem Rauchstopp.

- ✓ Wie aktuelle Studien zum Coronavirus unter anderem aus China zeigen, erleiden Raucher viel eher einen schweren Verlauf der Infektionskrankheit. Es ist jetzt absolut der richtige Zeitpunkt mit dem Rauchen aufzuhören!

- ✓ Alle Organe werden besser mit Sauerstoff versorgt, die Gefahr einer Krebserkrankung sinkt signifikant.

- ✓ Ihre körperliche Grundkondition verbessert sich durch die verbesserte Durchblutung und Sauerstoffversorgung.

- ✓ In 48 Stunden ist das Kohlenmonoxid fast komplett aus Ihrem Körper verschwunden und Sie bekommen wieder mehr Luft.

- ✓ Ihr Herzinfarktrisiko und Schlaganfallrisiko geht schon nach 24 Stunden zurück.

- ✓ Ihre Haut wird viel besser mit Sauerstoff und Nährstoffen versorgt und sieht gesünder aus.

- ✓ Ihre sexuelle Gesundheit verbessert sich drastisch, Unfruchtbarkeit und Potenzprobleme sind bei Rauchern viel verbreiteter.

- ✓ Sie gewinnen an Selbstbewusstsein, weil Sie Ihr Leben wieder im Griff haben und Ihre psychische Gesundheit verbessert sich insgesamt.

Schlussbemerkungen

Ich hoffe, ich konnte Sie mit diesem Buch voll und ganz für den Rauchstopp motivieren und Ihnen einen klare Wegbeschreibung für Ihr zukünftiges Nichtraucherleben in die Hand geben! Greifen Sie jederzeit zum Buch, falls Sie auf Ihrem Weg einmal nicht weiterkommen. Denken sie vor allem immer an die 24-Stunden-Erfolgsroutine und bleiben sie auf Kurs!

Auch Sie können mich unterstützen, indem Sie eine kurze Bewertung meines Buches verfassen. Einerseits können Sie mir schildern, wie es Ihnen als Nichtraucher geht und andererseits, wie Ihnen das Buch generell gefallen hat. Mir ist die Kritik meiner Leser sehr wichtig und gerne kann ich Wünsche und Anregungen in zukünftige Bücher einarbeiten!

Ich freue mich auf Ihr zahlreiches Feedback und bedanke mich schon jetzt für Ihr Interesse und Ihre Unterstützung!

Alles Gute und genießen sie jeden Tag als Nichtraucher!

Markus K. Hoffmann

Anhang

Impressum und Haftungsausschluss

© Autor Markus K. Hoffmann

1. Auflage 2020

Kontakt: Markus Kurzemann Wagramerstraße 95/1/7, 1220 Wien

Covergestaltung: Autor Markus K. Hoffmann unter der Verwendung des Adobe Stock Bildes Cigarettes burning and extinguished cigarette butt on white isolated background.von demiurge_100

Herstellung und Verlag: BoD – Books on Demand, Norderstedt
ISBN: 9783751989695

Haftungsausschluss

Alle Ratschläge in diesem Buch wurden vom Autor und vom Verlag sorgfältig erwogen und geprüft. Trotz aller Sorgfalt kann eine Garantie für die Richtigkeit, Vollständigkeit und Aktualität der Daten nicht übernommen werden. Autor und Verlag übernehmen keinerlei juristische Verantwortung oder Haftung für Schäden, die durch eventuell verbliebene Fehler entstehen.

Quellenverzeichnis

---

[1]   de   Oliveira   Fontes
Gasperin L, Neuberger M, Tichy A,   et   alCross-
sectional association between cigarette smoking
and abdominal obesity among Austrian bank
employeesBMJOpen 2014;4:e004899. doi: 10.11
36/bmjopen- 2014-004899

[2] Saarni Se, Pietiläinen K, Kantonen S, Rissanen
A, Kaprio J.   Association of smoking in
adolescence   with   abdominal   obesity   in
adulthood: a follow-up study of 5 birth cohorts of
Finnish   twins.Am   J   Public   Health. 2009
Feb;99(2):348-54.

[3] Ilan Hackshaw, Joan K Morris, Sadie Boniface,
Jin-Ling Tang, Dušan Milenković. Low cigarette
consumption and risk of coronary heart disease
and stroke: meta-analysis of 141 cohort studies
in 55 study reports
BMJ 2018;360:j5855doi: https://doi.org/10.1136
/bmj.j5855 (Published 24 January 2018)

[4]   Min-Ae   Song, Neal   L   Benowitz, Micah
Berman, Theodore   M   Brasky, K   Michael
Cummings, Dorothy   K   Hatsukami, Catalin
Marian, Richard   O'Connor, Vaughan   W
Rees, Casper   Woroszylo*NCI: Journal of the
National Cancer Institute*, Volume 109, Issue12,

December   2017,
djx075, https://doi.org/10.1093/jnci/djx075

[5] Mathilde Touvier, Emmanuelle Kesse, Françoise
Clavel-Chapelon, Marie-Christine Boutron-Ruault
Dual Association of β-Carotene With Risk of
Tobacco-Related Cancers in a Cohort of French
Women JNCI: Journal of the National Cancer
Institute, Volume 97, Issue 18, 21 September
2005, Pages 1338–1344

[6] Christopher G. Slatore, Alyson J. Littman, David
H. Au, Jessie A. Satia, and Emily White Long-
Term Use of Supplemental Multivitamins,
Vitamin C, Vitamin E, and Folate Does Not Reduce
the   Risk   of   Lung   Cancer
https://doi.org/10.1164/rccm.200709-1398OC

[7] t.online.de 18.10.2019.Zahl der Toten durch E-
Zigaretten in den USA steigt weiter.

[8]Deutsches   Krebsforschungszentrum   (Hrsg.)
Tabakerhitzer. Fakten zum Rauchen, Heidelberg, 2018

[9] Nowak D et al. Positionspapier der Deutschen
Gesellschaft   für   Pneumologie   und
Beatmungsmedizin... Pneumologie 2015; 69: 131–134

[10] kurier.at.1.04.2019.CO-Vergiftung in Shisha-Bar:
Junge   Menschen   im
Spital.https://kurier.at/chronik/wien/kohlenmonoxid-
vergiftung-in-shisha-bar-vier-junge-menschen-im-
spital/400452865

[11]rp-online.de.7.02.2019.Düsseldorf verstärkt Kontrollen in Shisha-Bars. https://rp-online.de/nrw/staedte/duesseldorf/immer-mehr-kohlenmonoxid-vergiftungen-in-duesseldorf-mehr-kontrollen-in-shisa-bars_aid-36604349

[12] standard.at.9.02.2009.Cannabisfördert Hodenkrebs Langzeitkonsum verdoppelt das Risiko für die aggressive Tumorform. https://www.derstandard.at/story/1233587035229/us-studie-cannabis-foerdert-hodenkrebs

[13] lungenaerzte-im-netz.de. 07.04.2008. Cannabis Krebs erregender als Tabak. https://www.lungenaerzte-im-netz.de/news-archiv/meldung/article/cannabis-krebs-erregender-als-tabak/